AF234375

GUÉRISONS DE LOURDES

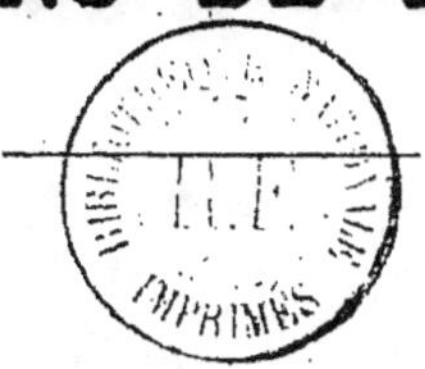

Madame Marie Saudereau

Madame Croissant

1911

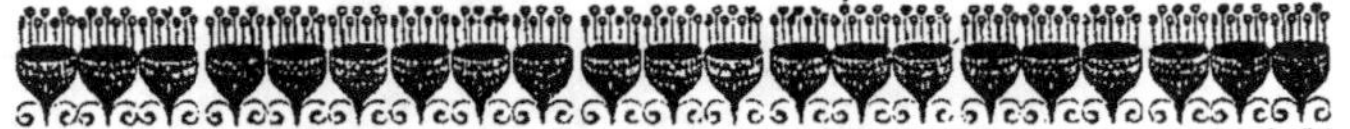

Guérison de Mme Marie Saudereau

DE LAVAL

Il y a quelques années on voyait quelquefois dans les rues d'Avénières un pauvre homme qui excitait la compassion de tous par ses cruelles infirmités. Encore dans la force de l'âge, Alphonse Bourdon était perclus de rhumatismes articulaires, qui le tenaient plié en deux et déformaient d'une manière atroce tous ses membres. Après neuf années de souffrances bien dures, le malheureux mourut, à quarante-deux ans, au milieu des plus vives douleurs, laissant une veuve et deux enfants.

La petite fille, Marie, qui était née à Cossé-le-Vivien, le 3 décembre 1890, n'avait alors que quinze ans et demi. Elle dut se mettre immédiatement à gagner sa vie, et entra comme servante dans un magasin de la rue du Pont-de-Mayenne, à Laval.

Hélas ! elle n'était au travail que depuis quelques mois, quand elle ressentit dans ses membres les premières atteintes du mal terrible qui avait conduit son père au tombeau avant l'âge. C'était au commencement du mois de juin 1907.

Marie entra immédiatement à l'Hôtel-Dieu de Laval dans le service du docteur Bucquet, et le mal, attaqué dès son début, parut disparaître au bout de vingt-sept jours. Cette première crise avait été franchement aiguë. Les rhumatismes avaient atteint toutes les articulations en même temps, mais surtout les genoux et les poignets, qui accusaient déjà une certaine déformation. Le docteur Bucquet avait remarqué aussi des complications du côté du cœur.

Cette première attaque fut suivie de treize mois d'accalmie, pendant lesquels Marie Bourdon, se croyant guérie, se maria à Charles Saudereau, et se plaça comme cuisinière dans la famille de Bellemare, à Saint-Georges-le-Guillaume, dans la Sarthe. Ses bonnes qualités lui gagnèrent l'affection de ses maîtres, qui ne cessèrent de la lui prouver dans la suite.

Vers la fin de juillet 1908, cinq mois seulement après son mariage, survint une seconde crise de rhumatismes plus forte et plus longue que la première. Mme Saudereau se trouvait alors avec ses maîtres à Laval, rue du Lycée, et elle y reçut pendant un an les soins du docteur Loiseleur. En juillet 1909, malgré quelques douleurs et des déformations dans les genoux et les poignets, elle se sentit assez bien pour se passer du médecin, et elle retourna à Saint-Georges-le-Guillaume pour reprendre son travail.

Hélas ! cette seconde accalmie dura moins longtemps encore que la première, et dès le commencement de septembre de la même année 1909 se produisit une troisième crise plus violente que les autres.

La malade quitta alors Saint-Georges et rentra de nouveau à l'Hôtel-Dieu, dans le service du docteur Bucquet. Elle y resta six semaines, pendant lesquelles elle vit ses misères se compliquer encore. Elle fut prise d'une aphonie presque complète et d'un point de côté thoracique avec toux, ce qui lui fit craindre une atteinte de tuberculose. Le docteur examina la poitrine avec soin et constata bien un léger point de pleurésie sèche d'un côté, mais il ne reconnut aucun signe réel de tuberculose et aucune lésion au larynx. Par contre, il découvrit une endocardite ancienne avec souffle à la pointe du cœur.

Quant aux rhumatismes, les genoux étaient déformés, mais non ankylosés, et les mouvements des membres inférieurs étaient complets, bien qu'un peu gênés. La déformation des poignets était plus considérable : la main droite formait une griffe remarquable avec les doigts écartés et en demi-flexion.

Que signifiait cette aphonie ? Le docteur étudia la malade de plus près et reconnut en elle des stigmates nerveux : abolition des réflexes patellaires, anesthésie cutanée et pharygienne, contracture musculaire au niveau de l'avant-bras droit. Il y avait donc lieu d'attribuer cette aphonie à un désordre nerveux et non à la tuberculose. En effet, un jour, devant l'impression vive causée à la malade par la crainte de pointes de feu appliquées sur la poitrine, cette aphonie nerveuse disparut subitement.

Au bout de six semaines, Mme Saudereau sortit de l'hôpital un peu améliorée, mais incapable de faire un service sérieux. Elle resta cependant encore treize mois chez ses maîtres, rue du Lycée, et le 28 juin 1910 elle donna naissance à une fille, mais, le 1er janvier 1911, ne voulant pas être plus longtemps à charge à ses maîtres, elle se retira avec son mari, 36, rue des Fossés, à Laval.

A partir de ce moment, Mme Saudereau devint plus souffrante et fut obligée de garder ordinairement le lit la matinée entière, quand ce ne fut pas toute la journée.

Voyant qu'il y avait peu d'espoir d'arrêter cette maladie chronique et héréditaire, Mme de Bellemare fit le nécessaire pour faire admettre la patiente au nombre des malades du pèlerinage national de 1911.

Le docteur Loiseleur délivra le certificat suivant :

« Je soussigné, certifie que Mme Saudereau est atteinte depuis trois ans de rhumatismes articulaires chroniques ayant intéressé toutes les articulations, et laissant actuellement des déformations articulaires au niveau des poignets, des doigts, des genoux et des cous-de-pieds avec ankylose partielle, ainsi que des lésions d'endocardite.

« Laval, le 31 mai 1911. Dʳ Loiseleur. »

Mme Saudercau souffrit beaucoup en se rendant à Lourdes. Elle était tellement faible qu'elle n'avait pas la force de mettre elle-même ses jambes sur le matelas qui couvrait sa banquette. Cependant elle fut contrainte d'abandonner sa couche pendant la seconde partie de la nuit, de deux à sept heures. Une violente crise du cœur l'empêchait de respirer et la forçait de se tenir près de la fenêtre ouverte. Épuisée par les souffrances et les fatigues du voyage, elle eut beaucoup de peine en arrivant à l'hôpital à monter l'escalier qui la conduisait à sa chambre.

La matinée du lendemain, dimanche 20 août, fut encore bien pénible, mais l'après-midi devait se terminer dans l'allégresse.

Vers 4 heures du soir, Mme Saudereau se trouvait assise dans la cour des piscines, à côté de Mmes Douinot et Croissant, de la Mayenne, qui devaient au même instant entendre, comme elle, la parole libératrice : *surge et ambula.*

La grande procession du Saint Sacrement se met en marche et bientôt le Sauveur, caché sous les voiles eucharistiques, passe devant les piscines au milieu des acclamations accoutumées, que les trois malades ont peine à répéter tant l'émotion brise leur voix.

A mesure que Notre-Seigneur approche, Mme Saudereau éprouve dans tous ses membres une souffrance extraordinaire, comme si elle était complètement rouée. Puis tout à coup elle aperçoit sa voisine paralysée, Mme Douinot, qui lui jette ses béquilles et se lève pour se diriger vers le Saint Sacrement. Mais à peine a-t-elle fait quelques pas que les brancardiers, obéissant à la consigne, la forcent de reprendre sa place, et un instant après la font entrer à la piscine.

Mme Saudereau n'a guère le temps de se demander ce qui se passe sous ses yeux, car on la fait entrer elle-même dans la chambre des piscines, d'où la seconde de ses compagnes, Mme Croissant, sort guérie. Malgré ces prodiges, elle éprouve une crainte involontaire à la pensée de se plonger ainsi dans l'eau glacée, avec cette maladie de cœur qui, hier encore, lui faisait croire qu'elle allait mourir. Que va-t-il se passer ?

Pendant qu'elle se fait intérieurement ces réflexions sans pouvoir se rassurer, les Dames hospitalières la déshabillent promptement et la plongent dans l'eau froide qui la saisit et lui ferme la bouche.

En sortant du bain qui en a guéri tant d'autres, Mme Saudereau est prise comme d'une espèce de remords de son hésitation et elle demande à se plonger encore avec une confiance plus vivé. O prodige ! cette fois l'eau lui paraît chaude, et elle récite sans peine *Notre Père* et *Je vous salue, Marie*. Au même instant, toutes ses douleurs disparaissent. Elle se relève alors elle-même et va déposer un baiser plein d'amour sur les pieds de l'Immaculée placée devant elle. Le calme se fait en elle subitement et une grande paix envahit son âme. Elle regarde avec étonnement les Hospitalières toutes saisies elles-mêmes. Elle regarde ses deux mains qui se redressent à vue d'œil. Elle éprouve comme un fourmillement au cœur, dans les articulations, et surtout au poignet droit qui est le plus malade. C'est le reste de la maladie qui est en fuite. Mme Saudereau le comprend, elle se remue, elle fait tous les mouvements possibles, sans douleur et avec aisance. C'est fini.

Un instant après, elle se rend seule à la Grotte pour

remercier sa Bienfaitrice, et là elle commence à prier avec une ardeur incroyable. Oh ! ces heureux moments où Dieu touche une âme !

Rentrée à l'hôpital elle raconte son bonheur. Par prudence on cherche à lui faire croire qu'elle n'est pas guérie ; elle laisse dire en souriant et se met à manger avec un appétit qu'elle n'avait pas connu depuis bien des mois.

Le reste du pèlerinage se passa dans une joie sans mélange. La malade était bien guérie. Cependant, comme il s'agissait d'une maladie héréditaire et chronique, on devait être très prudent et attendre l'épreuve du temps. Les médecins ne voulurent donc pas être trop affirmatifs.

Après son retour à Laval. Mme Saudereau se fit examiner par le docteur Loiseleur, qui établit le certificat suivant daté du 29 août, soit neuf jours après la guérison :

« Je soussigné,... certifie avoir examiné Mme Saudereau ce 29 août 1911 et constaté une amélioration très nette et très évidente, d'abord dans son état général, mais surtout au niveau des articulations. La main droite en particulier est devenue souple et libre ; les doigts se mobilisent facilement et sans douleur. Au niveau des poignets les mouvements d'extension et de flexion sont encore limités, mais il y a progression évidente. En forçant on peut obtenir un angle presque normal sans souffrances.

« Du côté de la jambe gauche, l'amélioration est également très marquée, l'œdème est disparu et les articulations du cou-de-pied sont souples et non douloureuses. Le réflexe rotulien est normal. Les bruits du cœur sont plus réguliers, mieux rythmés, et leur fréquence se rapproche de la normale. Je n'ai pas entendu le souffle d'insuffisance mitrale qui existait autrefois.

« 29 août 1911.   Dr Loiseleur. »

Ce n'était que par une sage prudence que le docteur Loiseleur ne parlait que d'amélioration.

Quelques jours après, le 2 septembre, le docteur Bucquet déclarait que de toutes façons ce cas devait être considéré comme remarquable.

La malade resta en observation encore plusieurs mois. En novembre, le docteur Bucquet écrivait que la disparition des œdèmes et déformations articulaires, et celle des lésions cardiaques devaient surtout retenir l'attention.

Bref, après une longue observation, on fut bien forcé de conclure ouvertement au miracle. Non seulement Mme Saudereau ne ressentait plus la moindre suite de ses longues et cruelles maladies, mais elle était devenue vigoureuse et d'une santé magnifique.

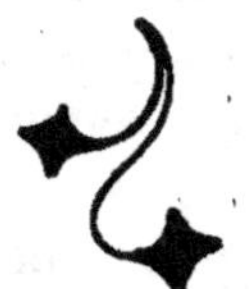

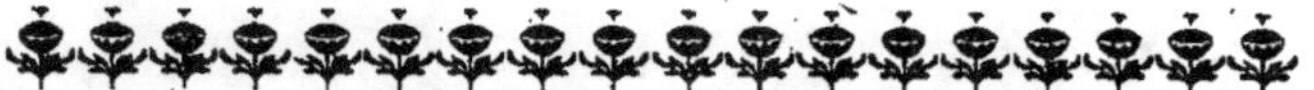

Guérison de Madame Croissant

DE SAINT-OUEN-DES-TOITS

Marie-Joséphine naquit le 16 novembre 1870, à Saint-Ouën-des-Toits (Mayenne), de Louis Bourdais et de Marie Melaine.

Malgré leur pauvreté, car ils n'étaient que journaliers, ces époux chrétiens eurent sept enfants : quatre garçons et trois filles. Marie-Joséphine était la seconde de la bande.

Rien à remarquer dans l'enfance et la jeunesse de Marie, sinon sa bonne humeur et sa piété pour la Sainte Vierge.

Au commencement de sa vingt et unième année, en 1891, elle se maria à François-Victor Croissant, franchement chrétien comme elle. Le jeune ménage s'établit dans la petite ferme de Pince-Loup, tout proche de Saint-Ouën, mais appartenant cependant à la commune du Genest. Marie travaillait avec son aiguille, pendant que François cultivait la terre.

Peu de temps après son mariage, Mme Croissant fut atteinte d'une laryngite chronique, qui fut soignée à l'hôpital de Laval avec des pointes de feu et qui disparut complètement.

Mais ce qu'on remarquait surtout dans sa santé c'était le tempérament sanguin et apoplectique qu'elle tenait de son père, et la facilité avec laquelle le sang se portait à la tête. Son père avait été frappé de paralysie en 1903, à la suite d'une congestion cérébrale, et il avait gardé son infirmité jusqu'à sa mort causée, en avril 1909, par une bronchite accidentelle.

L'année suivante, le 21 septembre 1910, Mme Croissant fut frappée subitement de la même infirmité. Vers le milieu de la nuit elle sentit comme une secousse et un engourdissement dans la jambe droite, et en quelques instants ces symptômes s'étendirent successivement au côté droit du corps, au bras droit, puis à la tête. Il s'ensuivit une perte de connaissance qui dura quelques heures et, quand elle revint à elle, la malade constata que tout le côté droit était paralysé, même la face.

Le docteur Jamaux, du Bourgneuf, demandé immédiatement, appliqua les sangsues à diverses reprises et la parole revint libre entre le quatrième et le neuvième jour ; mais il ne put rien obtenir de plus, et l'état resta stationnaire jusqu'au 10 novembre, c'est-à-dire pendant deux mois.

Sur le conseil de son médecin, Mme Croissant se rendit à Laval, où elle resta pendant trois mois pour suivre, chez le docteur Bézy, un traitement à l'électricité. Grâce à ces soins persévérants, la malade trouva un peu de sensibilité dans le bras droit et le côté et put faire quelques mouvements. C'était peu de chose ; la main droite ne pouvait même pas porter un ciseau. Quant à la jambe droite, aucune amélioration. En février 1911, Mme Croissant rentra donc chez elle sans espoir de guérir désormais, et réduite à se traîner avec peine à l'aide d'une béquille.

Au mois de juillet, M. le Curé de Saint-Ouën proposa à la malade de l'envoyer au pèlerinage national. Le traitement coûteux qu'elle avait dû suivre depuis dix mois avait trop épuisé ses ressources pour qu'elle pût espérer entreprendre un pareil voyage, mais quand elle sut qu'une œuvre avait été fondée pour suppléer à cette impuissance, elle ne se tint plus de joie et elle se mit à prier avec une ardeur extrême. Il lui semblait que la Sainte Vierge, qu'elle avait toujours beaucoup aimée, ne pourrait résister à ses supplications, et elle demandait résolument la grâce de guérir ou de mourir à Lourdes. Lorsque vint le moment du pèlerinage, afin de forcer la miséricorde de Dieu, elle s'imposa même la lourde fatigue de se traîner trois jours de suite avec sa béquille jusqu'à Saint-Ouën pour y faire la sainte communion. La chaleur était telle que par moments elle semblait hors de force et, rentrée chez elle, elle devait se reposer longtemps, après avoir pansé les ampoules que sa béquille lui avait faites sous le bras. « Je ne lâcherai pas la Sainte Vierge, disait-elle naïvement ; j'ai bien travaillé, je veux être payée. »

Voici le certificat que lui délivra le docteur Jamaux :

« Je, soussigné, déclare que Mme Croissant a été atteinte d'hémiplégie côté droit, le 21 septembre 1910.

« Je lui ai donné mes soins, et comme le mouvement ne revenait ni dans le membre supérieur, ni dans le membre inférieur droit, je l'ai adressée à un confrère de Laval qui lui a fait des séances d'électricité.

« Nous espérions avoir un bon résultat et voir renaître le mouvement dans les deux membres ; mais il n'a été que partiel, puisque la malade peut se servir de son membre supérieur, tandis que le membre inférieur est resté paralysé et Mme Croissant ne peut marcher sans avoir une béquille. Les mouvements du bras sont encore bien limités, et je crois que maintenant il n'y a plus rien à espérer du traitement médical.

« Le Bourgneuf, 3 juillet 1911.   Dr JAMAUX. »

Au départ du train de pèlerinage, comme les parents de Mme Croissant ne pouvaient s'empêcher de pleurer en la voyant entreprendre tant de fatigues en cet état, elle leur répondit avec gaieté : « Ne pleurez pas. Je veux guérir ou mourir. Si je meurs là-bas je serai heureuse. »

Plus que les autres malades, elle eut à souffrir d'une chaleur exceptionnelle qui transformait les wagons en véritables étuves, danger véritable pour une personne exposée aux congestions comme Mme Croissant. Et pour comble de malheur elle se trouvait en compagnie d'une malade atteinte de bronchite qui devait éviter l'air et obligeait à fermer les fenêtres. Aussi vers le milieu du jour, alors qu'on arrivait à Châtellerault, Mme Croissant fut prise d'une forte congestion qui aurait pu amener la mort, mais que le docteur Jumelais, présent, fut assez heureux pour arrêter sur le coup.

Mme Croissant arrivait à Lourdes le 19 août au soir, à peine remise de sa congestion. Aussi la nuit se passat-elle sans sommeil. Mais le lendemain, toujours courageuse, la malade refusa de rien prendre avant d'avoir fait la sainte communion.

Le dimanche soir, 20 août, elle se trouvait assise dans la cour des piscines à côté de Mme Saudereau et de Mme Douinot, de la Mayenne, qui, comme elle, devaient dans un instant être touchées par le miracle. Quand le moment d'entrer dans la chambre des piscines fut venu, Mme Croissant se présenta avec confiance : « Ma Bonne Mère, vous allez me guérir », ne cessait-elle de répéter. On la plonge jusqu'au cou dans l'eau salutaire. Aussitôt une secousse se produit dans les membres paralysés ; une douleur perçante se fait sentir au genou, et la jambe immobile depuis onze mois se met à bouger. La malade éprouve la même impression que si un membre coupé lui était rendu, et dans son émotion elle s'écrie : « J'ai ma jambe ! »

Du même coup, elle se lève d'elle-même et, sans écouter les Hospitalières qui l'invitent à sortir, elle reste debout devant la statue de l'Immaculée, répétant mille fois : « Ma Bonne Mère, vous m'avez guérie. »

La première émotion passée, elle sort comme à regret de ce bain salutaire et s'habille elle-même avec aisance comme si elle n'avait jamais été paralysée. Elle se rend ensuite à la Grotte pour remercier sa céleste Bienfaitrice et lui confier avec joie sa béquille.

Le docteur Jumelais l'examina à l'hôpital et le docteur Desplas au bureau des médecins. La science ne put que constater la disparition complète et instantanée d'une paralysie ayant pour origine une lésion cérébrale incurable.

Rentrée en Mayenne le 24 août, Mme Croissant alla voir, dès le lendemain, le docteur Jamaux, au Bourgneuf.

Voici le certificat que délivra le docteur :

« Je, soussigné, déclare que Mme Croissant, atteinte d'hémiplégie droite depuis le 21 septembre 1910 avec perte de mouvement du bras droit et de la jambe droite, est complètement guérie, depuis le 20 août 1911, à Lourdes, et aujourd'hui, 25 août, à son arrivée, elle vient me le faire constater ; et l'examen médical que je lui fais subir confirme cette guérison.

« Le Bourgneuf, 25 août 1911.　　　Dʳ JAMAUX. »

Le lendemain, Mme Croissant se rendit à Laval pour se faire examiner par le docteur Bezy, qui délivra le certificat suivant :

« Je, soussigné, certifie avoir donné mes soins à Mme Croissant pour hémiplégie droite. Je considérais son cas comme incurable. L'examen électrique (électro-diagnostic) révélait hyperexcitabilité galvanique et faradique. Le traitement électrique n'avait amené qu'une amélioration douteuse et j'ai suspendu le traitement. Je viens de revoir la malade parfaitement guérie et pleine de santé.

« Laval, 26 août 1911.   D'' BEZY. »

Ce miracle n'est pas discutable, puisqu'il est bien constaté qu'une lésion cérébrale était la cause de la paralysie.

Laval. — Imprimerie Goupil.